시니어 우울증 예방·치료를 위한
시멘토 마음건강 워크북 〈1편〉

목차

노년기 우울증이란?	2p	최근에 연락한 사람	19p
오늘 하루 잘 보내기	4p	똑같이 색칠하기	20p
자화상 그리기	5p	행운의 클로버 밭	21p
스스로 칭찬하기	6p	시 따라 쓰기	22p
기억하기 1	7p	매일 물 마시기	23p
기억하기 2	8p	칠교 색칠하기	24p
즐거운 여행	9p	건강한 박수 운동법	25p
똑같이 그리기	10p	규칙 따라 채우기	26p
짝이 없는 양말 찾기	11p	나만의 달력 만들기	27p
몸이 시원해지는 스트레칭	12p	나의 감정 온도	26p
개수 맞히기	13p	행운을 가져다주는 복주머니	29p
청개구리	14p	나의 취미생활	30p
나의 고향	16p	감사 일기	31p
내가 좋아하는 노래	17p	정답	32p
돈 계산하기	18p		

먼저 읽어보세요

혼자 힘들어하지 마세요!
누구에게나 찾아올 수 있는 노년기 우울증

노년기 우울증이란?

노년기 우울증이란 노년기에 접어든 노인에게 생기는 뇌 질환 중 하나입니다.

노년기 우울증은 두통이나 몸살 등의 신체적인 증상과 더불어 인지기능 저하가 동반되는 경우가 많습니다. 이 때문에 노년기 우울증은 치매와도 혼동되지만, 치매와 같은 뇌손상은 없습니다. 위와 같은 이유로 노년기 우울증은 가성치매라고도 불리며, 해당 증상은 우울증을 치료하면 같이 호전됩니다.

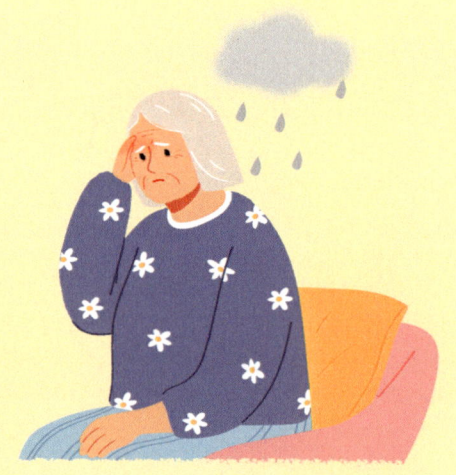

* 인지기능이란, 날짜 감각, 시공간 능력, 기억력 등을 말하며, 노년기 우울증에 의해 생긴 인지저하 현상은 우울증이 치료가 되면 함께 회복됩니다.

노년기 우울증의 원인은?

감기 등의 질환이 의지가 약해서 생기는 병이 아니듯, 노년기 우울증 또한 본인의 의지가 약해서 생기는 질환이 아닙니다.

노년기 우울증이 생기는 대표적인 원인으로는 심리학적 요인과 생물학적 요인으로 나뉩니다. 심리학적 요인으로는 친구나 배우자와의 사별, 퇴직, 경제적 어려움 등이 있으며, 생물학적 요인으로는 신경전달 물질의 저하가 있습니다.

이처럼 노년기 우울증은 여러 이유로 인해 발생할 수 있습니다.

건강보험심사평가원에 따르면 우울증 환자 수는 매년 늘고 있는 추세라고 합니다. 따라서 노년기에 찾아오는 우울증 예방을 위해 규칙적인 운동 및 균형 잡힌 영양 섭취, 적절한 사회활동 유지, 쉬운 목표 세우기, 충분한 수면, 새로운 것에 도전하기 등으로 예방해야 합니다. 이는 노년기 우울증뿐만 아니라 치매 예방과 뇌 건강을 위해서도 중요한 요소입니다.

<시니어 우울증 예방·치료를 위한 시멘토 마음건강 워크북>은 노년기 우울증 예방을 위해 필요한 다양한 활동을 모아 한 권의 책으로 만들었습니다.

〈시니어 우울증 예방·치료를 위한 시멘토 마음건강 워크북〉

이 책의 포인트 ✓

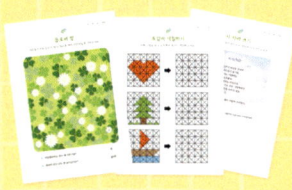

우울증 치료에 도움을 주는 다양한 활동 수록
인지활동, 글쓰기, 미술 활동 등 우울증에 도움이 되고 뇌 운동을 돕는 다양한 활동들을 수록하였습니다.

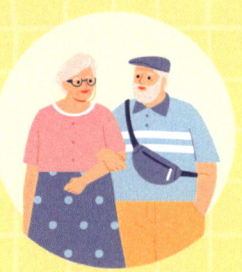

기분이 좋아지는 감성적인 일러스트 수록
전문 디자이너의 감성적인 일러스트를 더해 지루하지 않게 구성하였습니다. 또한 우울증에 도움이 되는 색상들을 사용한 따뜻한 일러스트로 긍정적인 감정들을 느끼게 하였습니다.

년   월   일   요일

오늘 하루 잘 보내기

오늘 내가 해야 할 일들을 모두 적고, 중요한 순으로 번호를 매겨보세요.

🌿 오늘 내가 해야 할 일들

[예시] 일어나서 이불 정리하기, 설거지하기

_____

_____

_____

_____

_____

_____

_____

> 내가 하기 쉬운 작은 일들부터 적어보는 것이 좋습니다.
> 해야 할 일들의 우선순위를 정해서 중요한 일들부터 달성해 보세요.
> 모두 하려고 하기보다는 할 수 있는 만큼 해보도록 합시다.

년   월   일   요일

자화상 그리기

거울로 자신의 얼굴을 관찰해 보고 아래 빈칸에 자화상을 그려보세요.

*내 얼굴을 가만히 5분 동안 관찰해 보세요.

❋ 나의 이름은 무엇인가요?

❋ 나의 특징은 무엇인가요?

년 월 일 요일

스스로 칭찬하기

나의 모습을 돌아보고 아래 질문에 답해보세요.

사소한 칭찬이라도 좋습니다.
내가 이룬 일에 대한 결과보다는 과정이나 노력에
대한 칭찬을 해보세요. 나의 존재 그대로를 칭찬하는 것도 좋습니다.
마음이 힘들 때, 아래에 적은 칭찬의 말을 기억하고 나에게 건네보세요.

❋ 내가 가장 듣기 좋아하는 말은 무엇인가요?

❋ 나를 칭찬하는 말을 적어보세요.

년 월 일 요일

기억하기 1

아래 내용을 잘 기억해 보고, 다음 장의 문제를 풀어보세요.

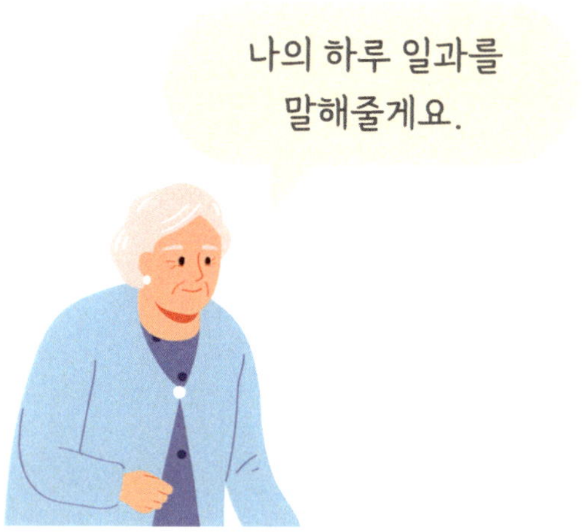

나의 하루 일과를 말해줄게요.

① 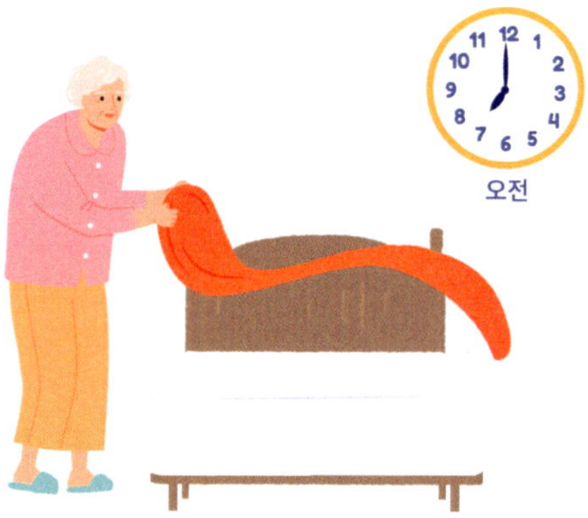 이불 정리하기 (오전)

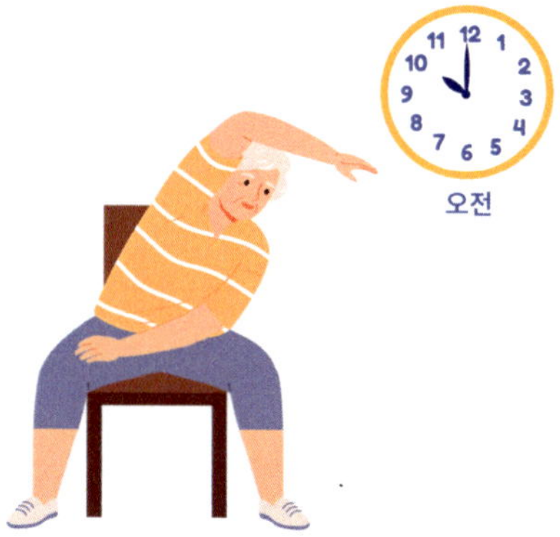

② 스트레칭 운동하기 (오전)

③ 빨래하기 (오후)

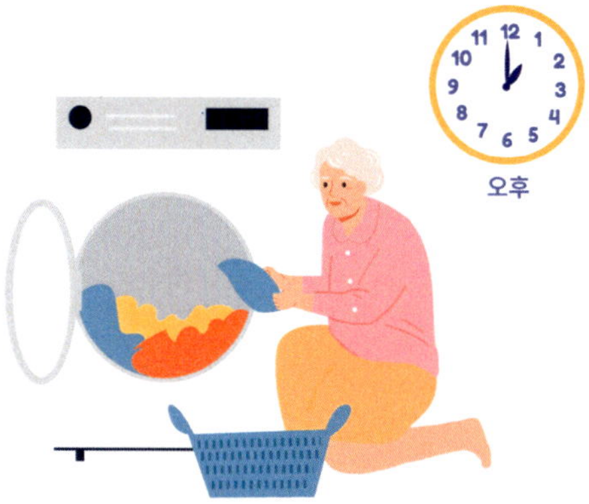

④ 친구와 차 마시기 (오후)

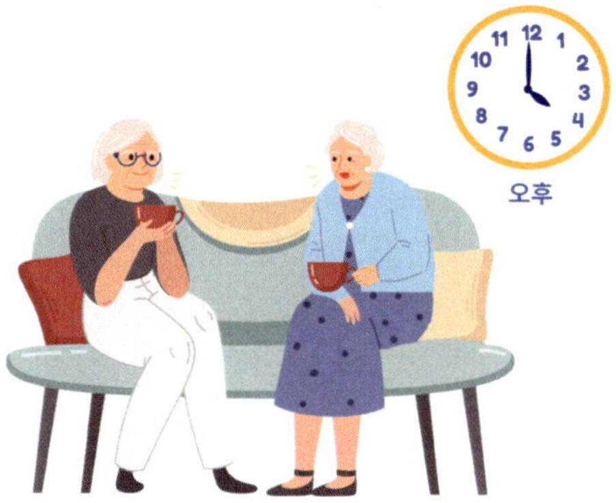

⑤ 자녀와 안부 통화 (오후)

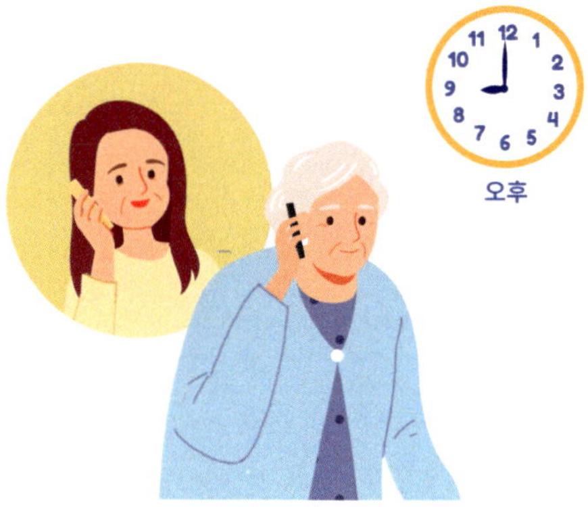

년 월 일 요일

기억하기 2

앞 장의 내용을 기억해 보고 나의 일과 순서대로 번호를 적어보세요.

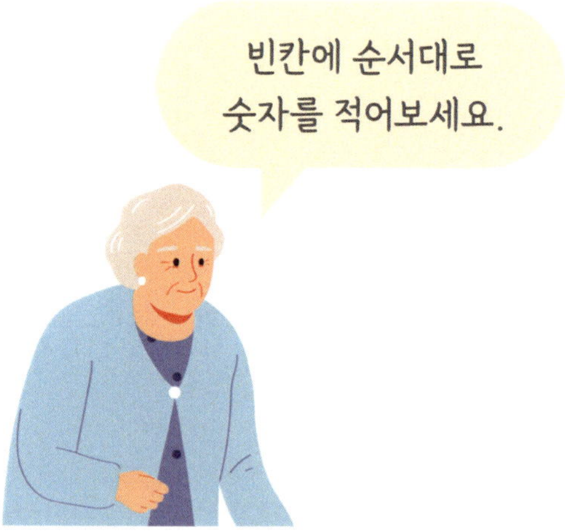

빈칸에 순서대로 숫자를 적어보세요.

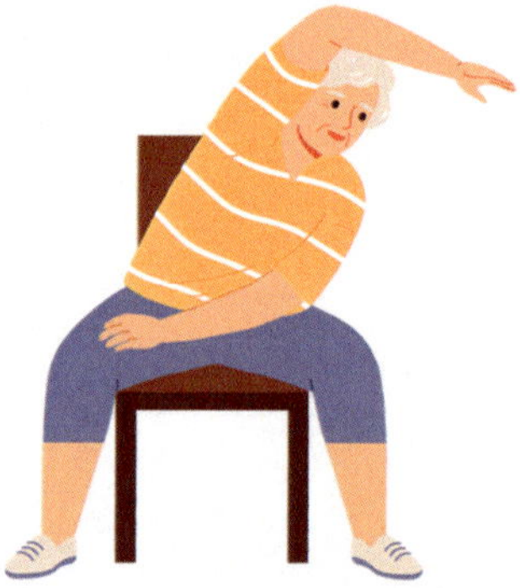

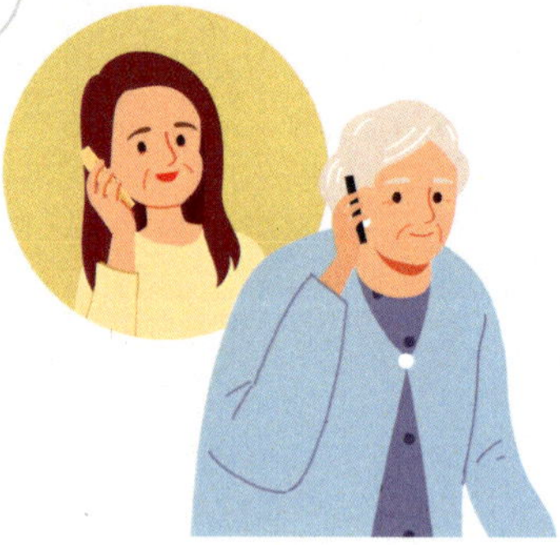

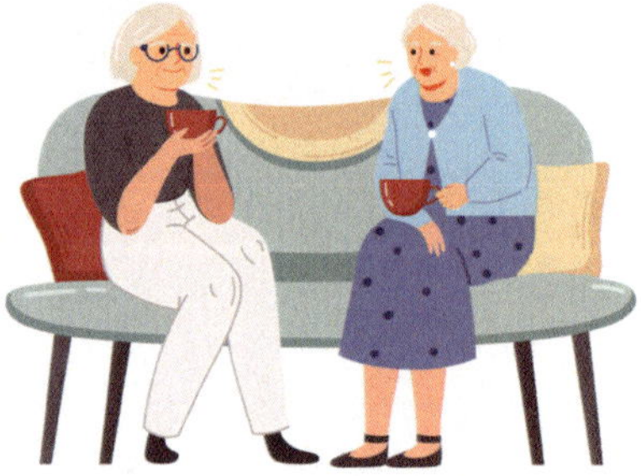

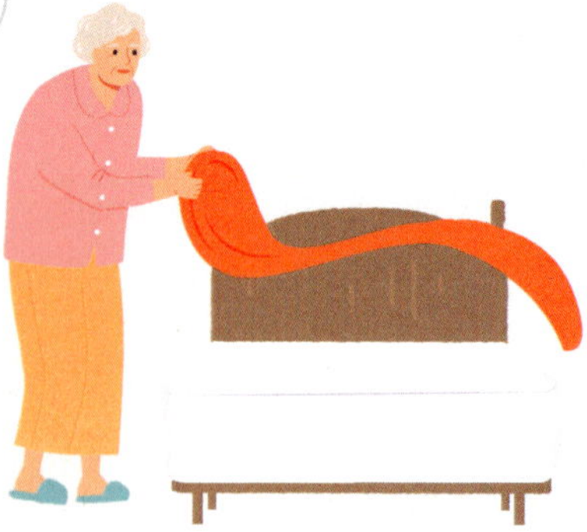

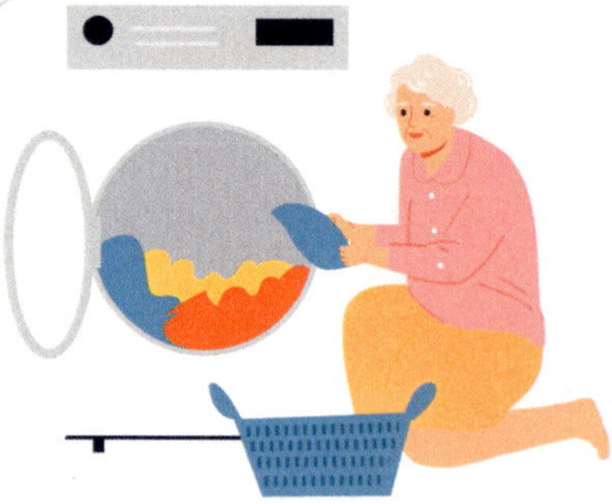

즐거운 여행

여행을 좋아하시나요? 아래 질문을 읽고 답을 적어보세요.

✿ 가장 기억에 남는 여행지는 어디인가요?

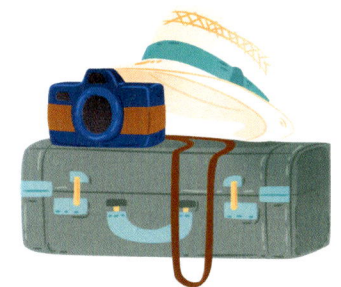

✿ 언제, 누구와 함께 했던 여행인가요?
그리고 가장 기억에 남는 이유는 무엇인가요?

✿ 다음 중 내가 가장 가보고 싶은 여행지를 고르고 그 이유를 적어보세요.

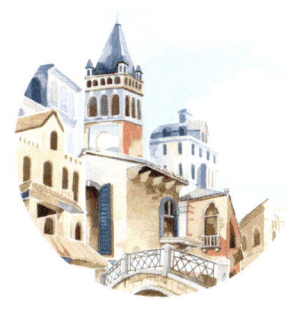 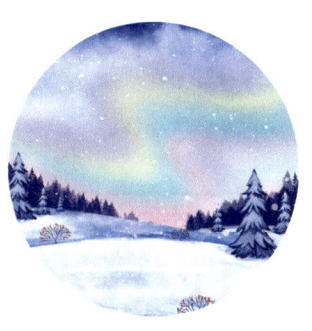 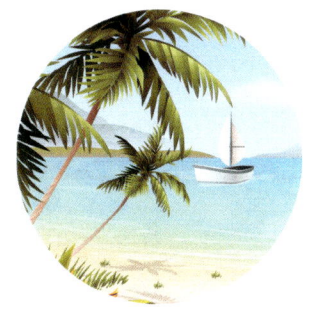

멋진 유적지가 가득한 도시   환상적인 오로라를 볼 수 있는 북유럽   푹 쉴 수 있는 따뜻한 휴양지

년 월 일 요일

똑같이 그리기

〈보기〉의 도형을 잘 관찰하고 아래 빈칸에 똑같이 그려보세요.

<보기>

<보기>

<보기>

<보기>

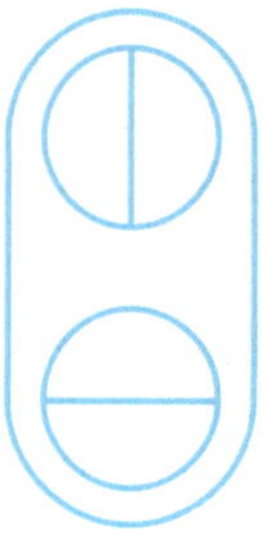

<보기>

<보기>

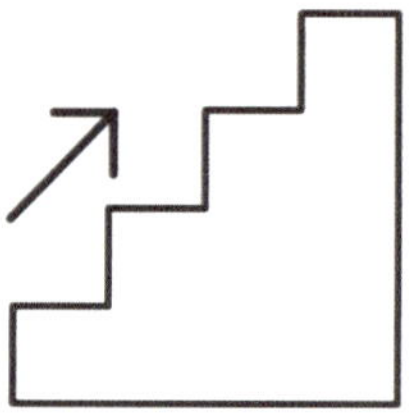

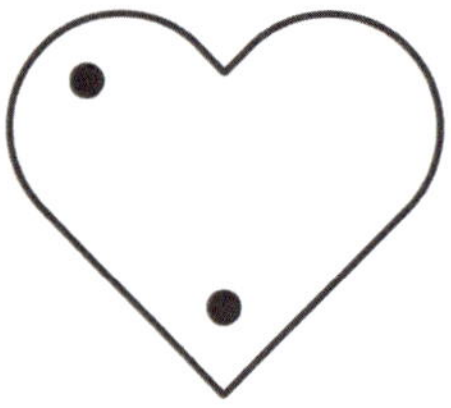

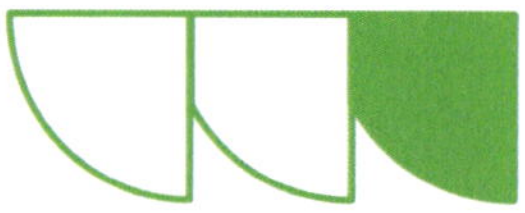

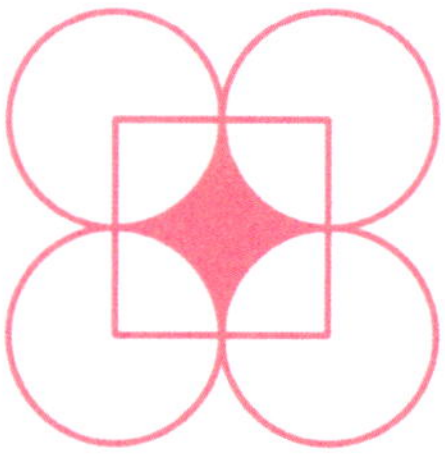

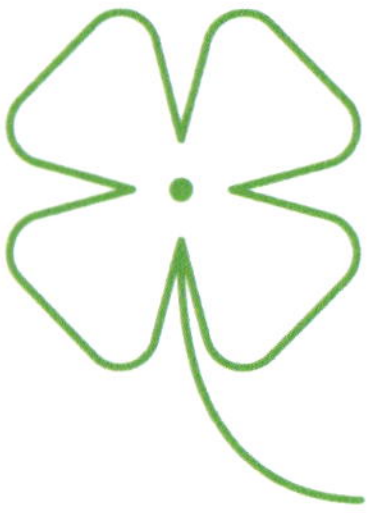

짝이 없는 양말 찾기

짝이 맞는 양말을 모두 찾아 연결하고 짝이 없는 양말을 찾아보세요.

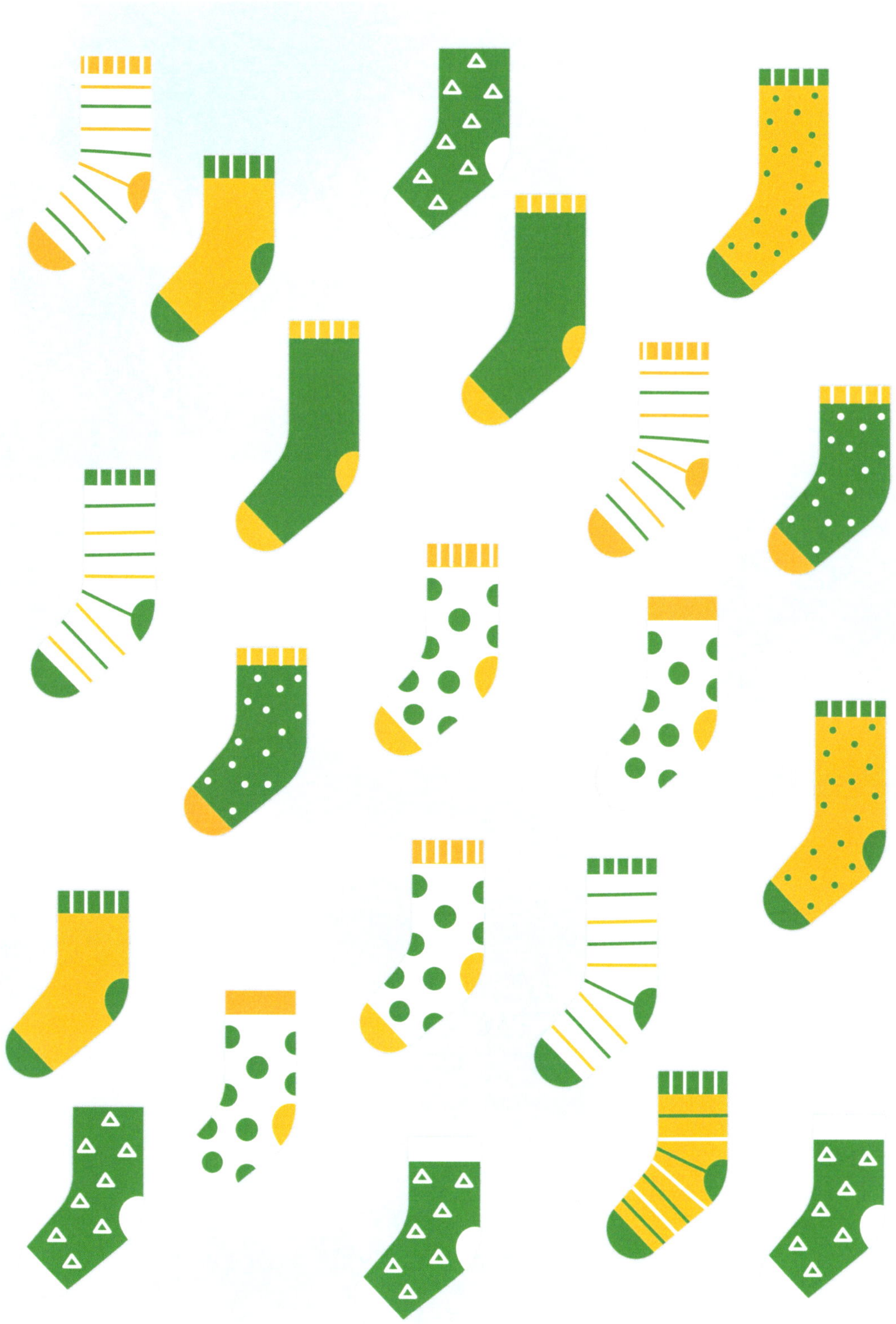

년   월   일   요일

몸이 시원해지는 스트레칭

아래 스트레칭 동작을 보고 따라 해보세요.

규칙적인 운동은 신체적, 정신적 건강에 긍정적인 도움을 줍니다.
걷기나 스트레칭 등 간단한 운동부터 꾸준하게 시작해 보세요.

❋ 고개 운동

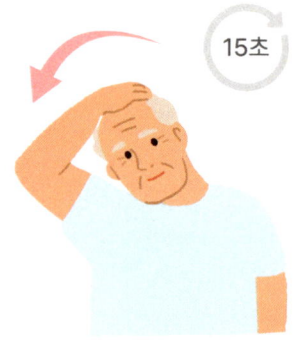 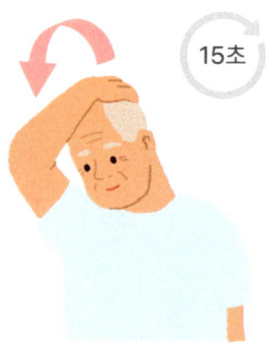 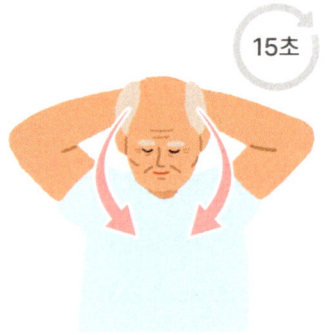

머리에 손을 얹고 옆으로 천천히 당겨 근육을 늘려줍니다.	고개를 45도 돌리고 고개를 숙여 목 뒤쪽 근육을 늘려줍니다.	양손을 머리 뒤에 얹고 고개를 숙여 목덜미 근육을 늘려줍니다.

❋ 의자 활용 스트레칭 *10회씩 3세트 반복

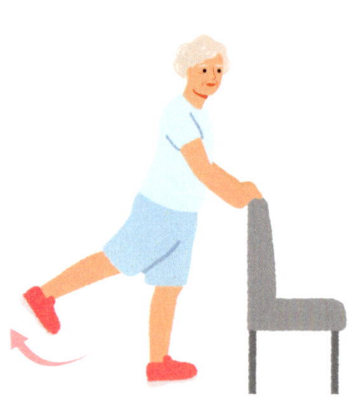 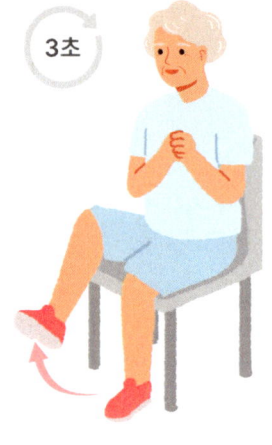 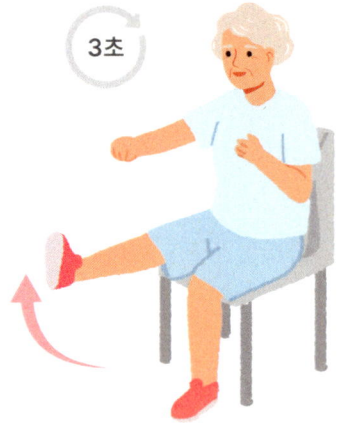

다리 운동
의자 뒤쪽에서 등받이를 잡고 다리를 옆으로 들어줍니다.

장요근 운동
복부에 힘을 주고 의자에 바르게 앉아 무릎을 굽힌 채로 들어줍니다.

앞 허벅지 강화 운동
복부에 힘을 주고 다리를 쭉 편 뒤, 발목을 몸 쪽으로 당겨 들어줍니다.

년   월   일   요일

개수 맞히기

아래 포장마차에서 파는 간식들을 보고 각각 몇 개가 있는지 세어보세요.

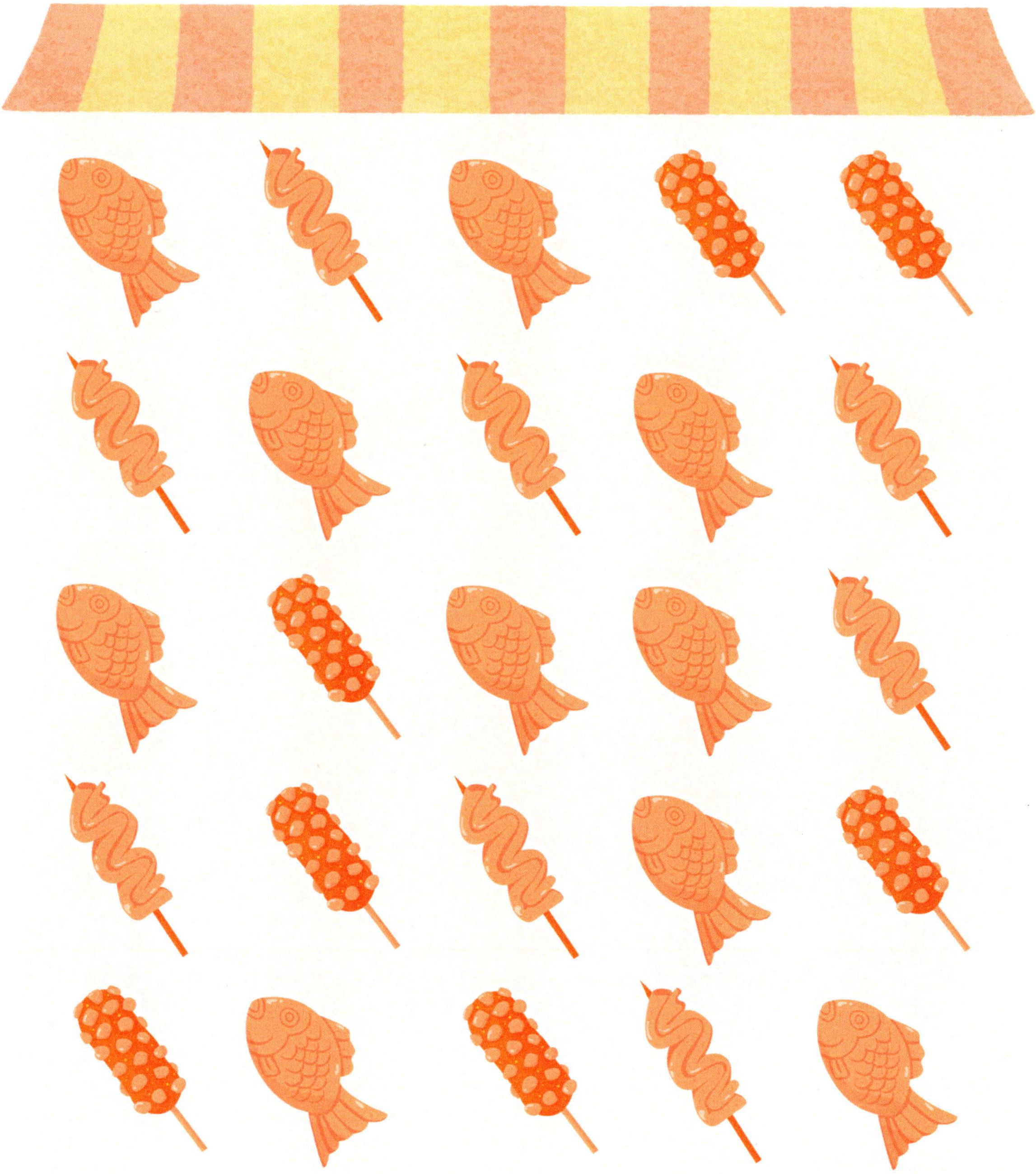

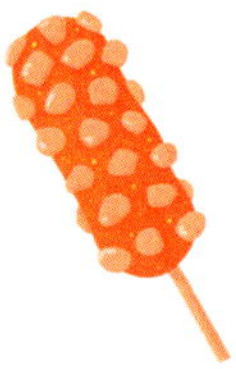

개 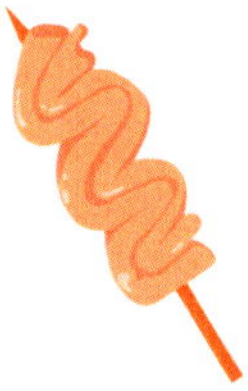   개 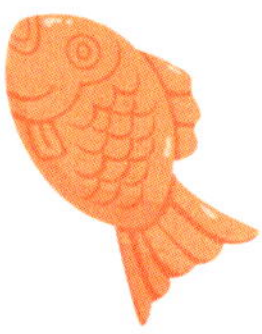   개

년　월　일　요일

청개구리

전래동화 청개구리를 읽어보세요.

　옛날 옛날, 말썽꾸러기 청개구리와 엄마 청개구리가 살고
있었습니다. 청개구리는 얼마나 엄마 말을 안 듣는지,
엄마 청개구리는 하루도 마음 편한 날이 없었습니다.
비가 와서 위험하니 풀숲에서 놀라고 하면, 청개구리는 풍덩!
연못으로 들어갔습니다. 엄마 청개구리가 더우니 연못에서
놀라고 하면, 폴짝폴짝 풀숲으로 갔습니다.
'개굴개굴'하고 우는 법을 알려주면, '굴개굴개'하고 울었습니다.
이렇듯 청개구리는 엄마 청개구리의 말을 듣지 않고, 무슨 말이든
반대로만 했습니다. 엄마 청개구리의 걱정은 날로 깊어 갔습니다.

　어느 날이었습니다. 엄마 청개구리는 청개구리에게 산에 가지
말라며 당부했습니다. 하지만 청개구리는 엄마 청개구리의 말을
어기고 산으로 갔습니다.

　산에는 청개구리가 처음 보는 것들이 아주 많았습니다. 호기심이
많은 청개구리는 신기한 물체를 보고, 냉큼 만져봤습니다.
그런데 알고 봤더니 청개구리가 만진 물체는 뱀의 꼬리였습니다.
화가 난 뱀은 청개구리를 물려고 했습니다.

그런데 그때, 청개구리를 찾으러 온 엄마 청개구리가 청개구리를
감싸, 대신 물리고 말았습니다. 얼마 지나지 않아 뱀에게 물렸던
엄마 청개구리는 결국 병이나 자리에 눕고 말았습니다.

"얘야... 내가 죽거든 풀숲 말고, 꼭 연못 근처에 묻어다오."
죽음을 직감한 엄마 청개구리는 무엇이든 거꾸로 하는 청개구리가
비가 와도 떠내려가지 않는 풀숲에 묻어주길 바라며 반대로
얘기했습니다.

하지만 청개구리는 엄마 청개구리의 마지막 소원을 지키기 위해
연못 근처에 무덤을 만들었습니다. 그 뒤로 청개구리는 비가
내리면 엄마 무덤이 떠내려갈까 걱정하며, 한없이 울게
되었습니다.

✿ 전래동화 '청개구리'를 읽고 어떤 생각을 했나요?

_____

_____

✿ 후회하고 있는 일을 하단에 적어보고 마음을 비워보세요.

_____

년 월 일 요일

나의 고향

아래의 지도를 마음에 드는 색으로 예쁘게 색칠해 보세요.
단, 내 고향이 있는 지역은 초록색으로 색칠해 보세요.

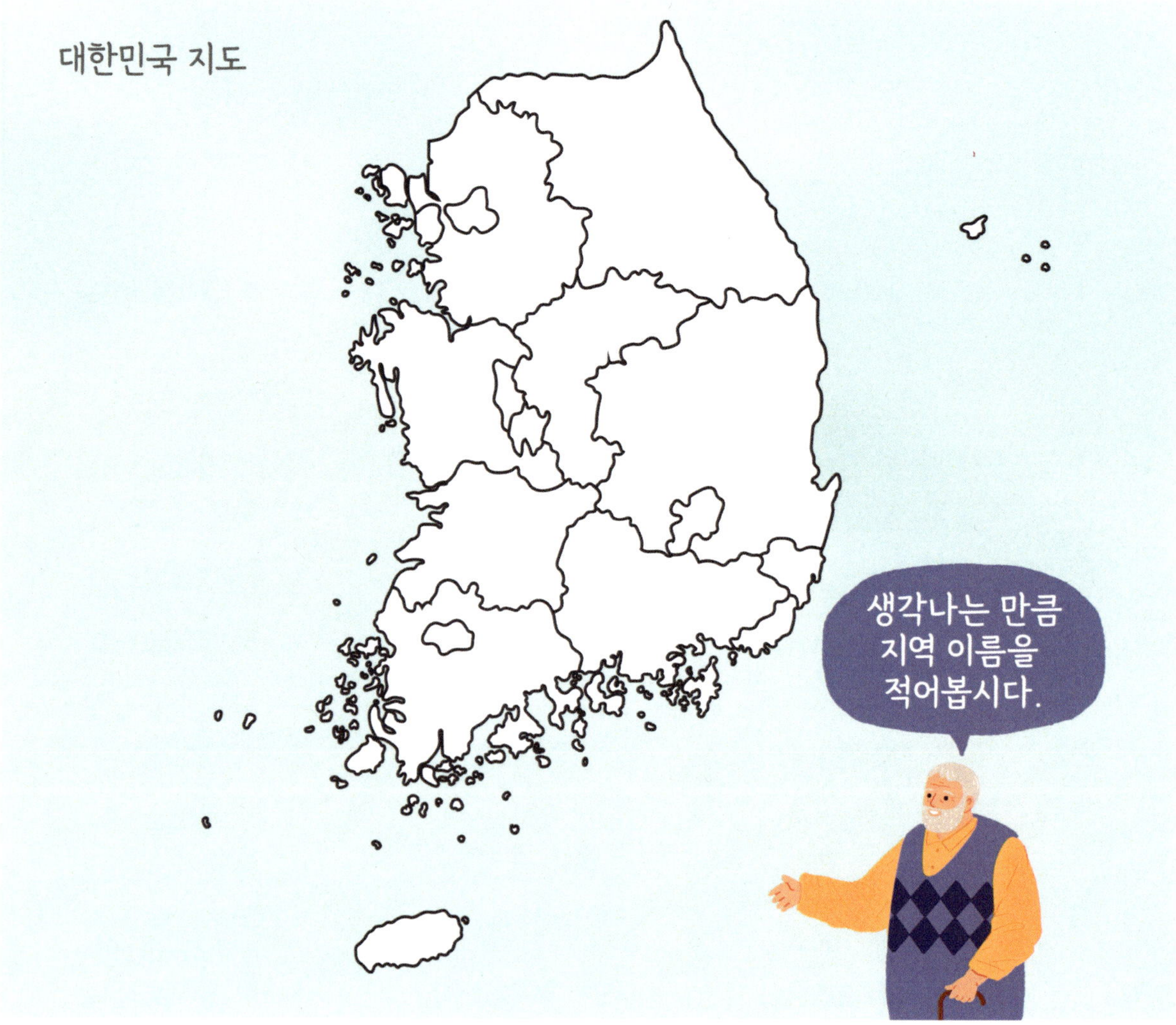

대한민국 지도

생각나는 만큼 지역 이름을 적어봅시다.

🌸 나의 고향은 어디인가요?

🌸 나의 고향에 대한 좋은 추억 하나를 적어보세요.

년   월   일   요일

내가 좋아하는 노래

내가 좋아하는 노래를 생각하며 아래 질문에 답해보세요.

❋ 내가 좋아하는 노래의 제목을 적어보세요.

❋ 내가 좋아하는 노래는 누구의 노래인가요?

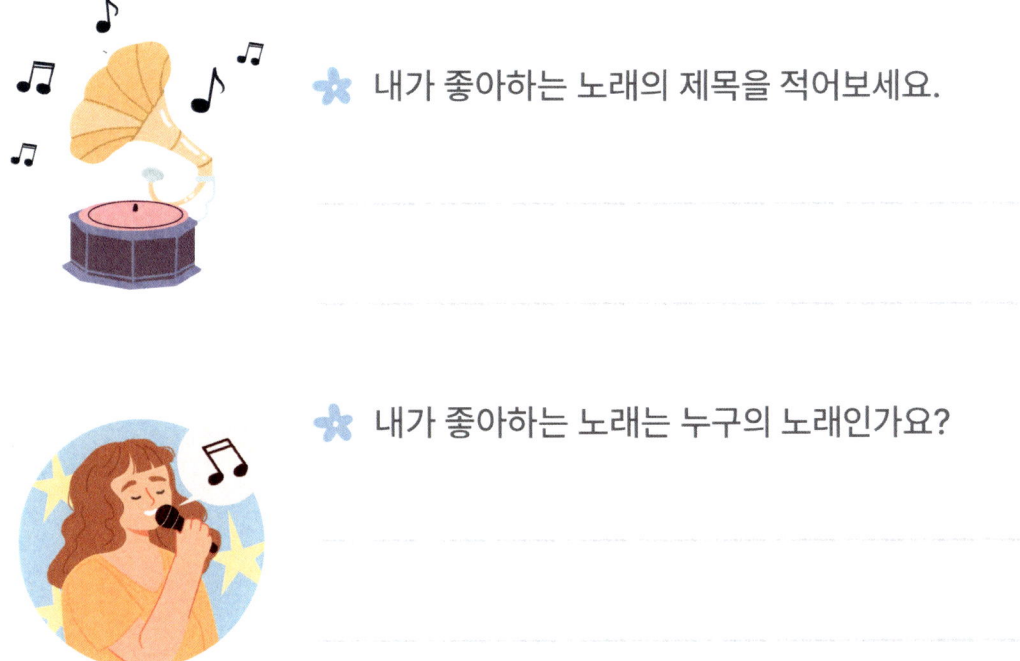

❋ 내가 좋아하는 노래의 가사를 하단에 적어보고, 소리 내어 불러보세요.

년   월   일   요일

돈 계산하기

외출 후 돈이 얼마나 남았는지 계산해 보세요.

<수중에 있는 돈>

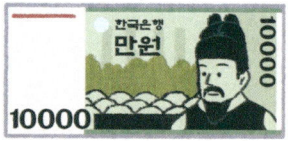 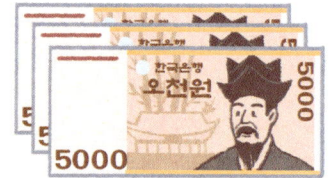 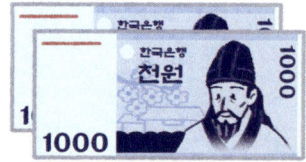

🌸 외출하며 산 것들

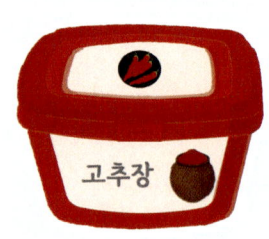 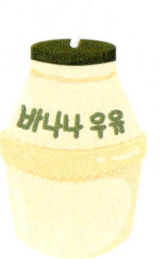 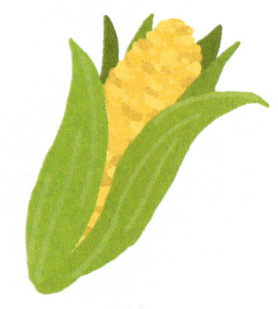

고추장 15,000원   **바나나우유** 1,800원   **찐 옥수수** 1,500원
1통   2개   2개

남은 금액은 _____ 원입니다.

년 월 일 요일

최근에 연락한 사람

아래 질문에 답해보세요.

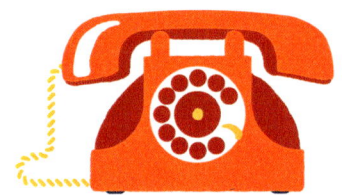

 최근 한 달 동안 다른 사람과 몇 번 연락했나요?

번

🌼 가장 최근에 연락한 사람의 이름을 적어보고,
통화한 기분이 어땠는지 적어보세요.

🌼 나만의 전화번호부를 만들어 보세요.

이름	전화번호

전화 걸기가 어려우신가요?
가장 보고 싶은 사람에게 용기 내어 안부 문자를 남겨보세요.

년 월 일 요일

똑같이 색칠하기

왼쪽 그림을 보고 오른쪽에 똑같이 색칠해 보세요.

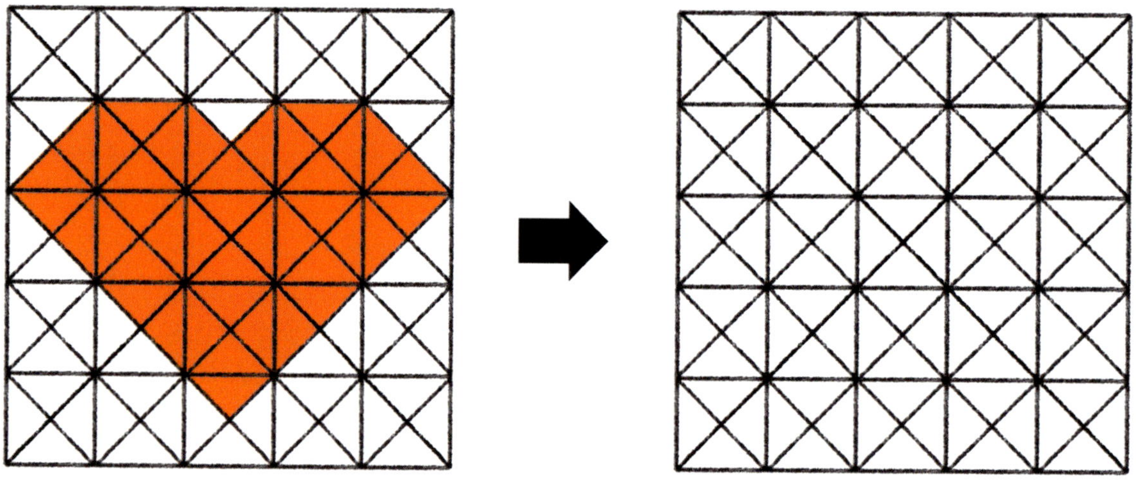

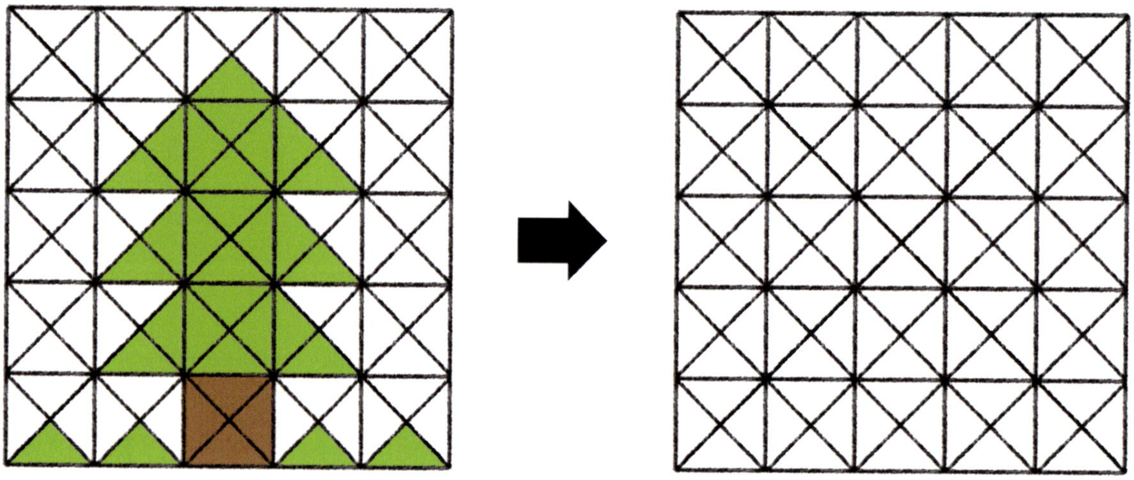

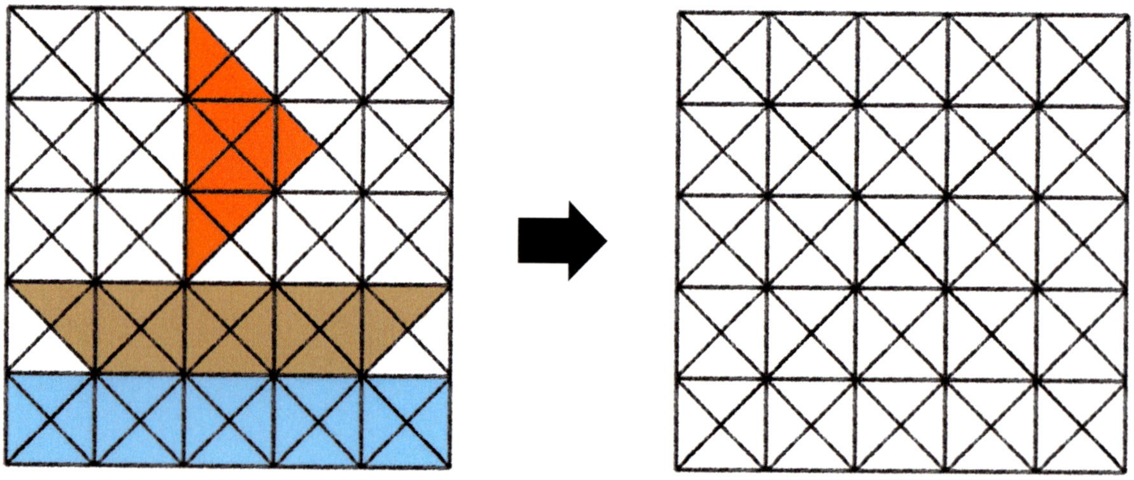

행운의 클로버 밭

네잎클로버와 클로버 꽃의 개수를 세어 빈칸에 답을 적어보세요.

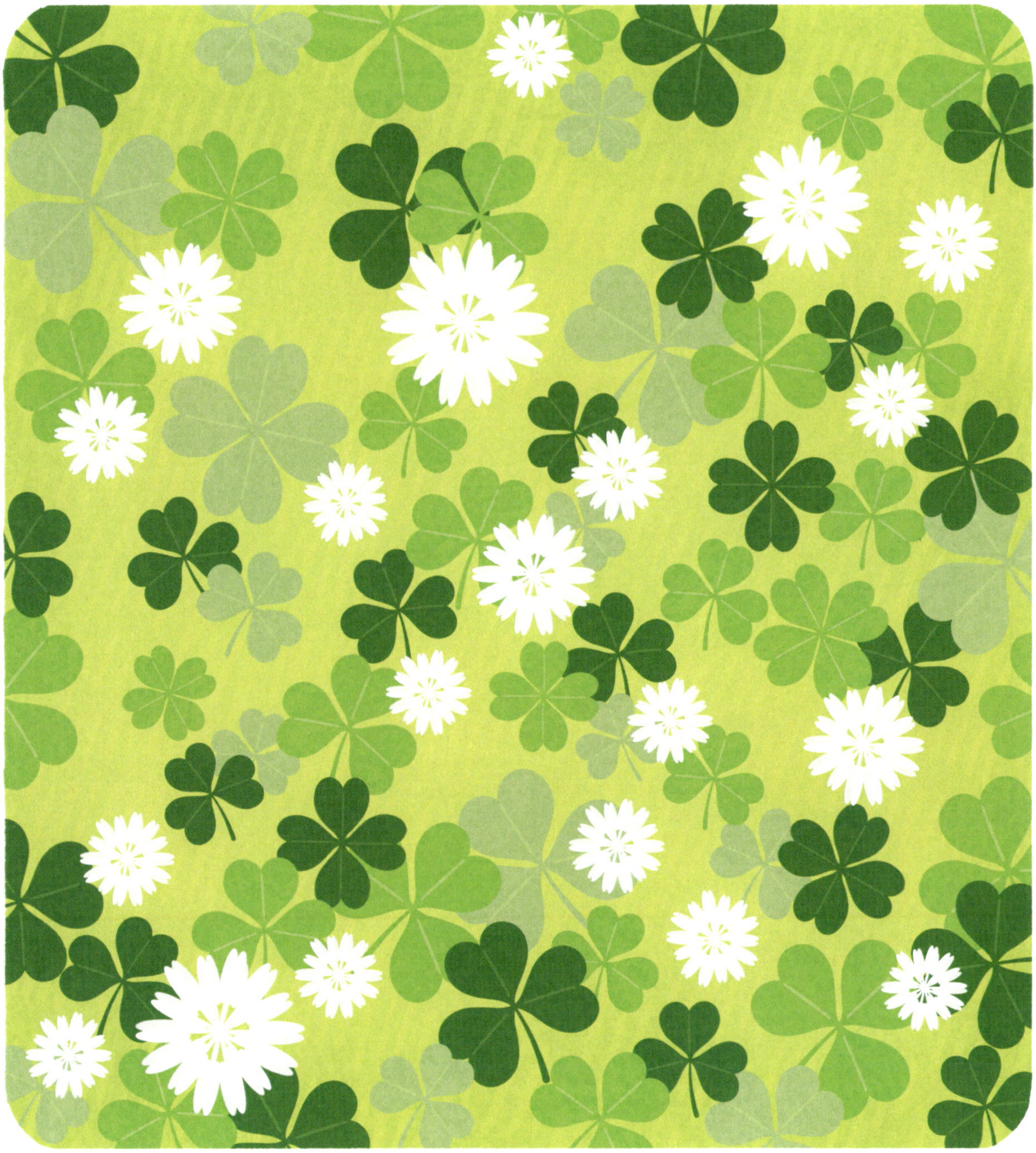

🌸 네잎클로버는 모두 몇 개인가요?　　　　　　　　　　개

🌸 클로버 꽃은 모두 몇 송이인가요?　　　　　　　　　송이

년 월 일 요일

시 따라 쓰기

아래의 시를 소리 내어 읽어 보고, 하단에 따라 적어 보세요.

서시(序詩)

윤동주

죽는 날까지 하늘을 우러러
한 점 부끄럼이 없기를,
잎새에 이는 바람에도
나는 괴로워했다.
별을 노래하는 마음으로
모든 죽어가는 것을 사랑해야지.
그리고 나한테 주어진 길을
걸어가야겠다.

오늘 밤에도 별이 바람에 스치운다.

❀ 시에 대해 느낀 점을 얘기해 보고, 하단에 시를 따라 적어보세요.

년   월   일   요일

매일 물 마시기

하단의 내용을 읽어보고 실천해 보아요.

물 마시기는 체내에 있는 노폐물 제거와 스트레스 대처에 도움이 됩니다.
나의 건강을 위해 매일 물을 마셔봅시다.
한꺼번에 많이 마시기보단, 매시간마다 한 잔씩 나누어 천천히 마셔보세요.
물을 마시기 어렵다면 물을 대신할 수 있는 보리차, 우엉차 등을 마셔보세요.

❋ 물을 마시고, 컵에 색을 칠해보세요.

오늘의 날짜:

_____ 잔 마셨습니다.

오늘의 날짜:

_____ 잔 마셨습니다.

오늘의 날짜:

_____ 잔 마셨습니다.

오늘의 날짜:

_____ 잔 마셨습니다.

오늘의 날짜:

_____ 잔 마셨습니다.

오늘의 날짜:

_____ 잔 마셨습니다.

년 월 일 요일

칠교 색칠하기

〈보기〉의 색을 확인하고, 그림을 알맞은 색으로 색칠해 보세요.

<보기>

1

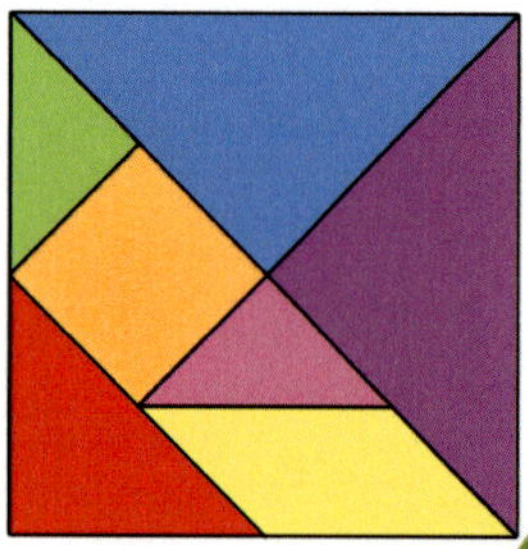

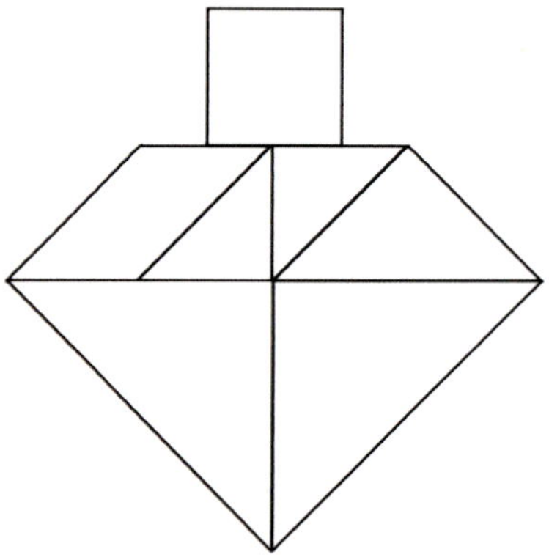

2

3

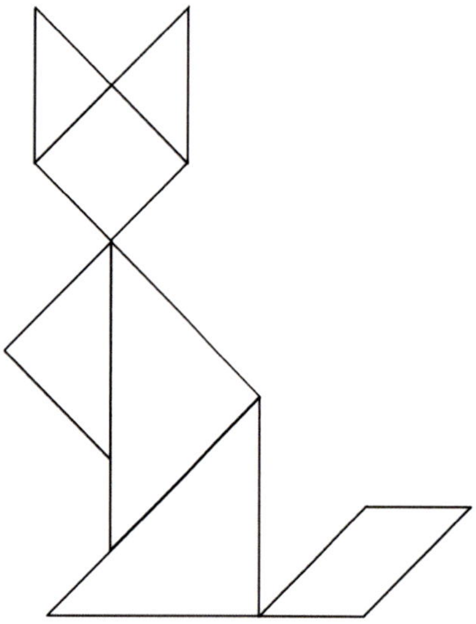

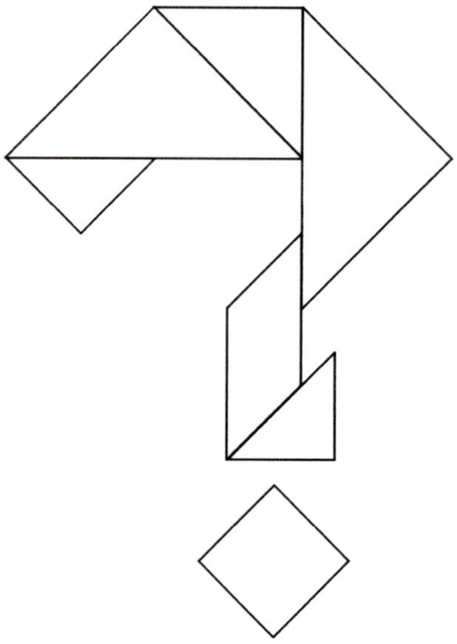

4

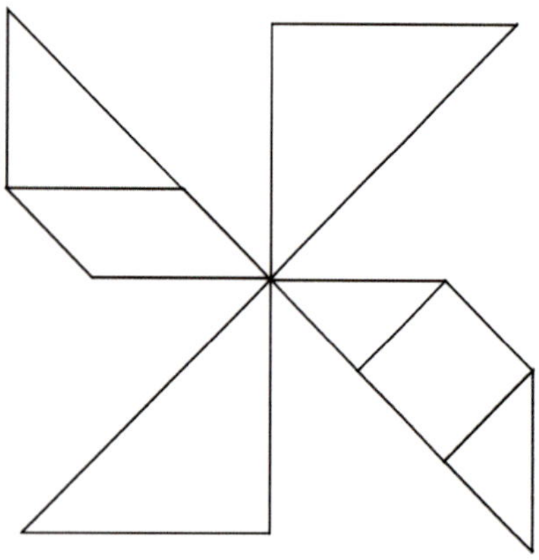

5

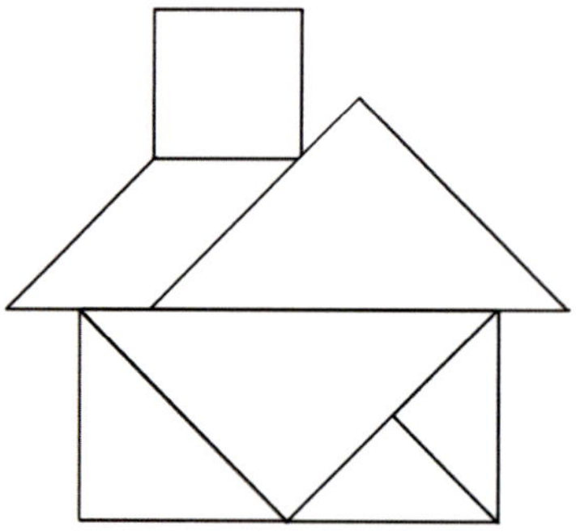

년 월 일 요일

건강한 박수 운동법

본문의 내용을 읽고 따라 해보세요.

박수는 우울증 치료 및 스트레스 해소에 도움이 되는 행동입니다.
아래의 자세들을 참고하여, 매일 3분 이상 즐겁게 운동해 보세요.

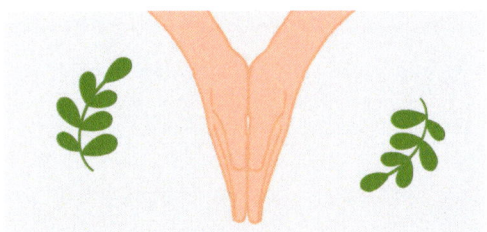
❋ 합장 박수: 손발 저림에 효과적

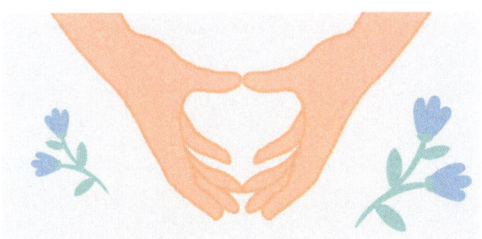
❋ 손끝 박수: 눈과 코 건강에 도움

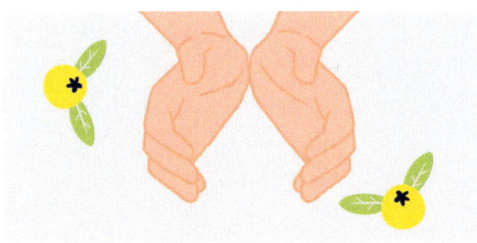
❋ 손목 박수: 생식기 기능에 효과적

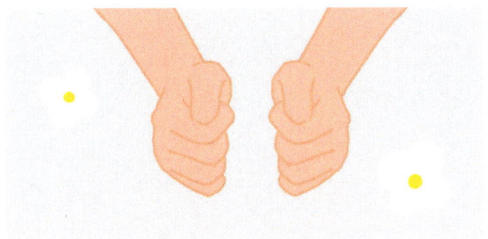
❋ 주먹 박수: 두통에 효과적

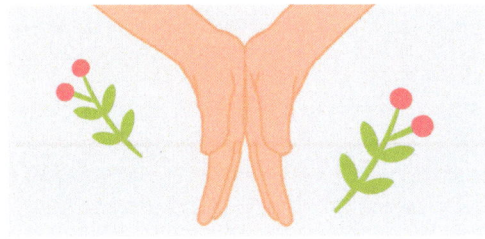
❋ 손바닥 박수: 내장 기능에 효과적

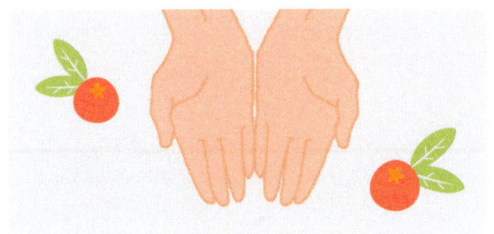
❋ 손날 박수: 신장에 효과적

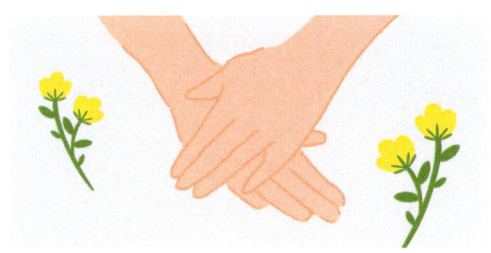
❋ 손등 박수: 요통에 효과적

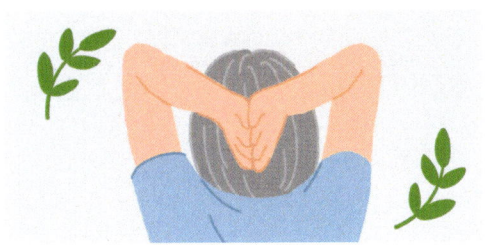
❋ 목뒤 박수: 어깨 피로에 효과적

규칙 따라 채우기

<보기>의 규칙을 참고하여 색을 칠해보세요.

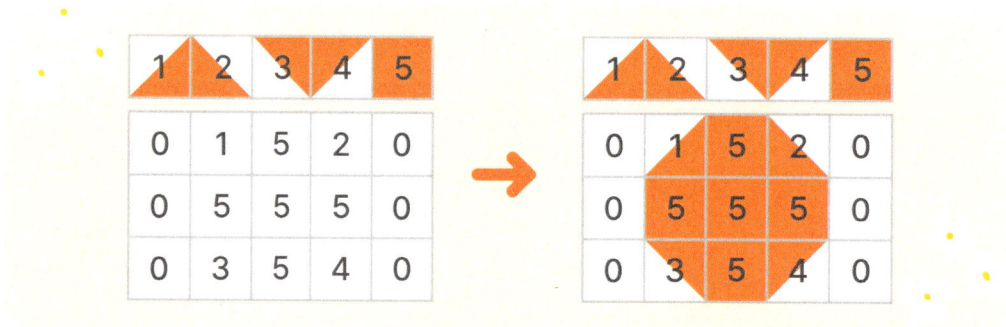

①

1	5	2	0	0
0	5	5	2	0
0	5	5	5	2
0	3	5	4	3
0	0	1	0	0

②

0	0	5	0	0
1	5	5	5	2
5	5	5	5	5
0	0	5	0	0
0	0	3	5	0

③

5	0	0	4	0
0	5	5	2	0
0	5	5	5	0
4	3	5	5	3
0	0	0	2	0

④

0	1	5	2	0
1	5	5	5	2
5	5	5	5	5
3	5	5	5	4
0	3	5	4	0

년   월   일   요일

나만의 달력 만들기

그림을 원하는 색으로 색칠하고, 하단에 이번 달 달력을 만들어 보세요.

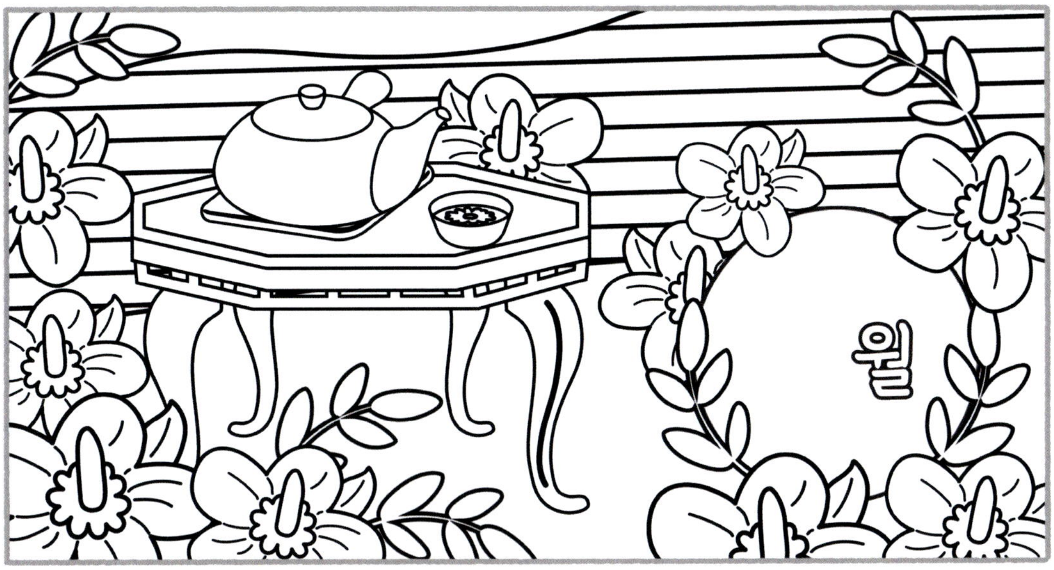

일	월	화	수	목	금	토

TIP) 시멘토 달력에서 어르신들의 추억을 담은 사진으로 손쉽게 달력을 제작할 수 있습니다. 제작 과정을 체험해 보세요. 자세한 내용은 시멘토 달력을 참고하세요.

큐알 코드 자리

년 월 일 요일

나의 감정 온도

내가 오늘 느낀 감정을 토대로 온도계를 색칠해 보세요.

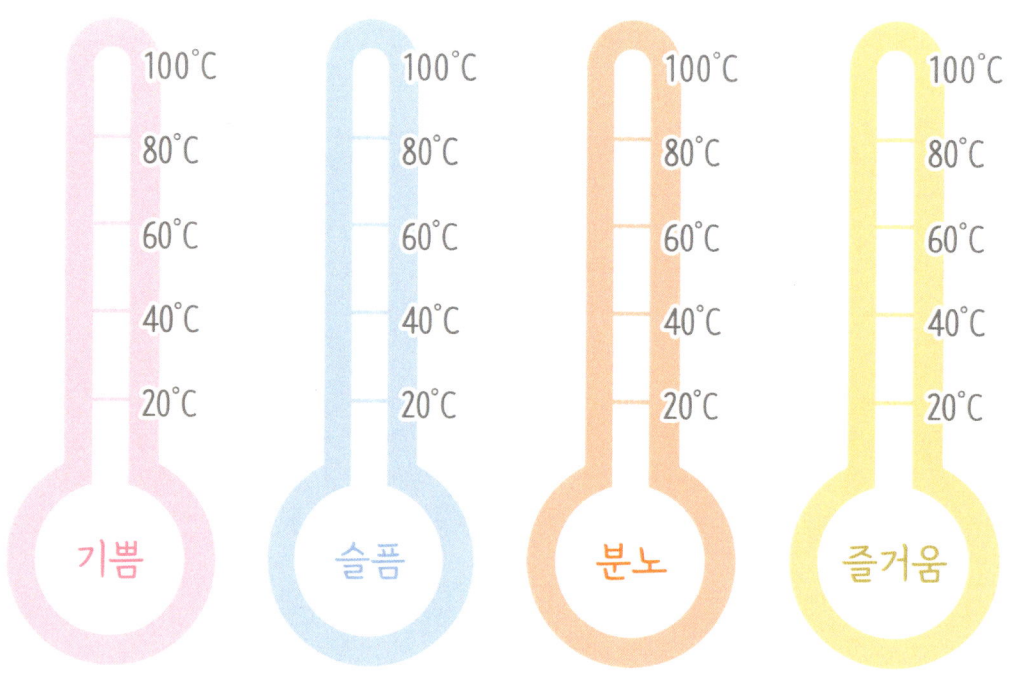

❋ 내가 위와 같은 감정을 느낀 이유는 무엇인가요?

_____

_____

❋ 아래 <보기>에서 이번 주 동안 내가 느낀 감정에 모두 동그라미 하고, 해당 감정을 느낀 이유에 관해 생각해 보세요.

보기				
행복한	슬픈	뿌듯한	신이 나는	무기력한
즐거운	속상한	겁나는	아쉬운	초조한
만족한	놀라운	부끄러운	설레는	궁금한

년 월 일 요일

행운을 가져다주는 복주머니

좋아하는 것을 복주머니에 그리고 원하는 색으로 색칠해 보세요.

〈예시〉

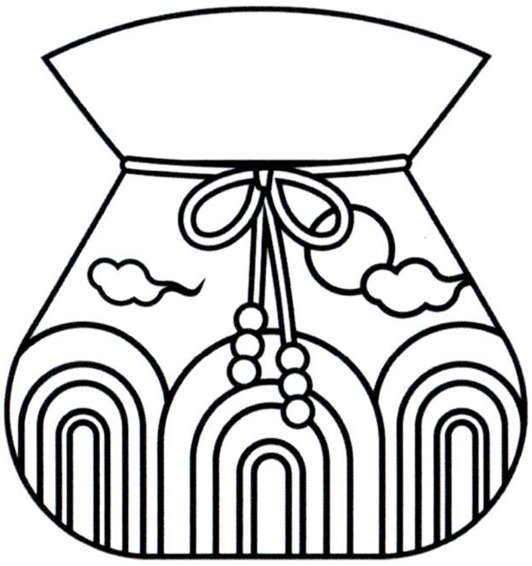

원하는 색으로 색칠해 보세요.

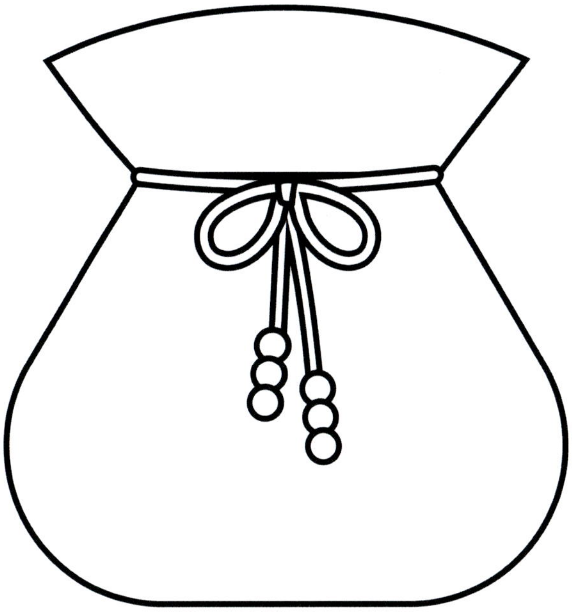

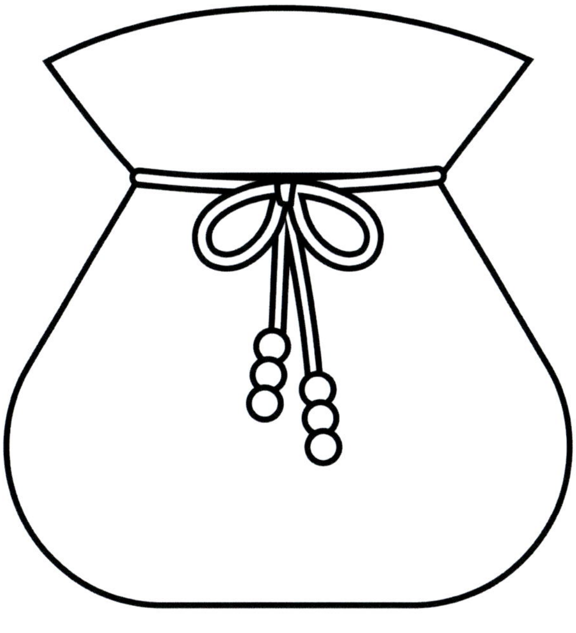

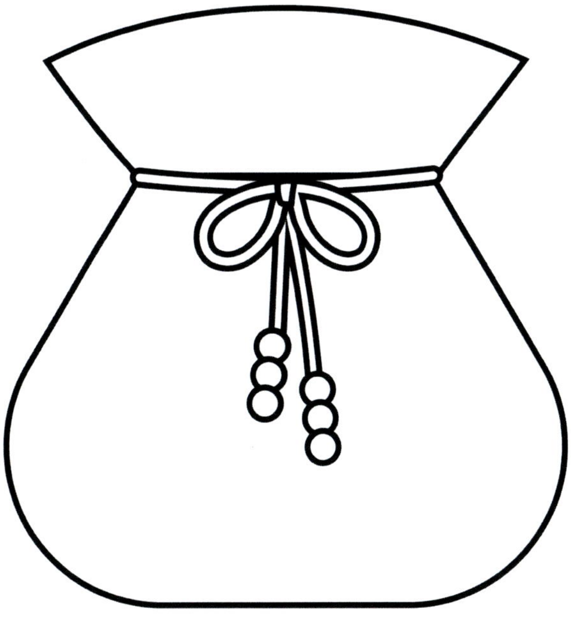

복주머니에 무엇을 그렸나요?

년   월   일   요일

나의 취미생활

나의 취미를 생각하며 아래 질문에 답해보세요.

✿ 나는 일주일에 몇 번 취미 생활을 즐기나요?

_____ 번

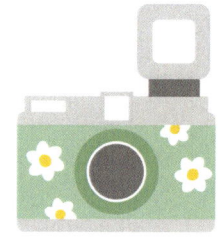

✿ 나는 시간이 남을 때 주로 어떤 활동을 하나요?

_____

_____

✿ 새롭게 배우고 싶은 것이나 해보고 싶은 것을 모두 적어보세요.

취미생활은 즐거움을 줄 뿐만 아니라,
스트레스를 낮추는 데 도움이 되는 활동입니다.
오늘은 나를 위해 취미 생활을 즐겨보는 건 어떨까요?

년   월   일   요일

감사 일기

솔직하고 자유롭게 감사 일기를 적어보세요.

감사 일기 쓰는 법

첫 번째. 오늘 하루를 천천히 되돌아보세요.
두 번째. 오늘 있던 감사한 일을 떠올려 보세요.
세 번째. 한 줄이라도 좋으니, 떠올린 내용을 적어보세요.

✿ 오늘 있었던 감사한 일과 감사한 대상에 대해 적어보세요.

✿ 위의 내용을 왜 감사하다고 느꼈는지 적어보세요.

✿ 스스로에게 감사한 점을 적어보세요.

정답

p.8

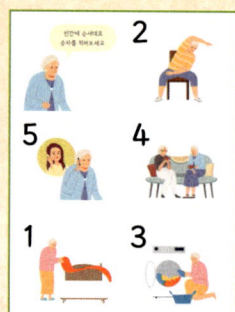

p.11

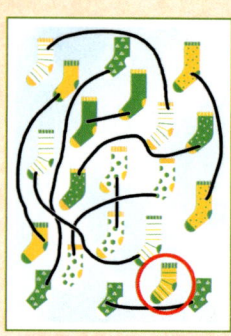

p.13

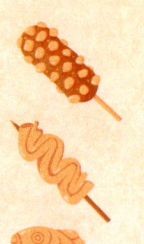

7개
8개
10개

p.18

27,000 − 21,600
= 5,400

p.21

12개
20송이

p.24

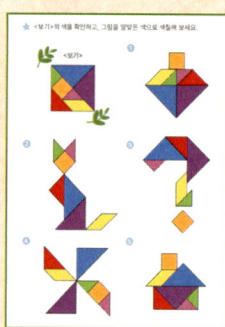

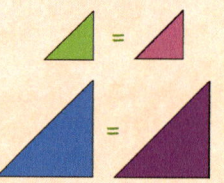

두 도형은 크기가
같으므로, 두 색이
바뀐 것도 정답이 됩니다.

p.26

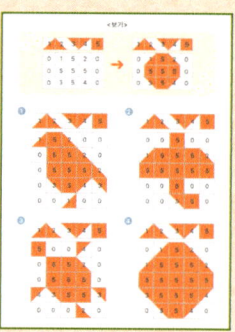